Moreau

Te66

Te 66/129

198

Extrait des Annales médico-psychologiques.

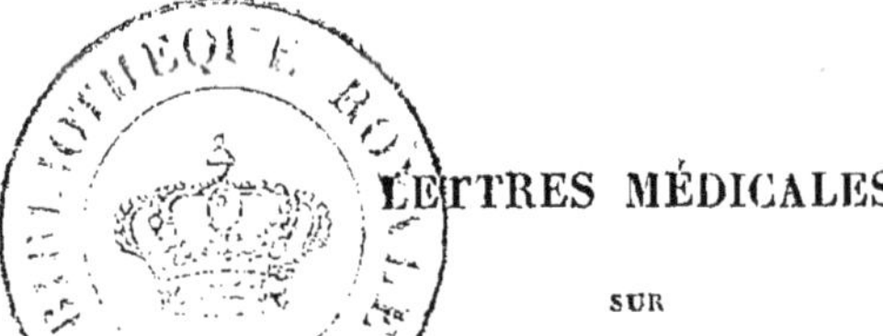

LETTRES MÉDICALES

SUR

LA COLONIE D'ALIÉNÉS DE GHÉEL

(BELGIQUE).

Nous croyons utile de reproduire ici ces lettres, qui n'ont jusqu'à présent été publiées dans aucun journal de médecine. M. le docteur Moreau a pu d'ailleurs depuis deux ans recueillir quelques documents nouveaux qui serviront à compléter le travail qu'il avait adressé à *la Revue Indépendante.*

A M. LE DOCTEUR BAILLARGER,

Médecin à l'hospice de la Salpêtrière.

Mon cher collègue,

J'avais souvent entendu parler d'un village de fous qui se trouve en Belgique, et sur lequel Esquirol, qui le visita en 1821, a publié une notice intéressante. Depuis longtemps j'éprouvais le désir de connaître ce singulier établissement, dont le nom sonne assez étrangement, même à l'oreille d'un médecin d'aliénés : un *village de fous !*

Je viens enfin de satisfaire ma curiosité : me voilà sur les lieux, et je puis vous donner sur la *colonie* Ghéeloise quelques détails qui, j'espère, ne vous paraîtront pas tout-à-fait indignes de fixer l'attention.

Il est peu d'établissements consacrés au soulagement de la

1845

plus triste des infirmités humaines que je n'aie visités, soit en France, soit en Italie, en Suisse, en Orient. Partout, j'ai pénétré sous le toit destiné par la charité publique ou par une honorable spéculation à l'habitation des aliénés; je n'ai rien vu d'analogue à Ghéel.

Jusqu'ici, cependant, Ghéel est resté à peu près inconnu. Peu d'étrangers l'ont visité. En Belgique même, c'est à peine si l'on en parle, on n'y attache aucune idée sérieuse : c'est, dit-on, quelque chose de bizarre, d'étrange; ce n'est rien de plus. Que si, après avoir visité la colonie, vous vous en montrez quelque peu partisan, si vous en faites l'éloge, on vous écoute avec surprise, et l'on serait tenté de croire que vous avez laissé une partie de votre bon sens au pays des fous d'où vous venez.

Il est vrai qu'avec l'idée que l'on se fait généralement de la folie, on ne se figure pas sans peine que des individus qui en sont atteints puissent vivre dans un village pêle-mêle avec les autres habitants.

Les travaux de nos maîtres, les Pinel, les Esquirol, n'ont pas détruit tous les préjugés. Aux yeux du plus grand nombre, la fureur, la violence, une sombre mélancolie, d'irrésistibles penchants au meurtre, au suicide, ou bien une stupidité profonde, caractérisent tous les aliénés. Ne les voit-on pas d'ailleurs, en tous lieux, renfermés plus ou moins étroitement, astreints à un régime commun, entourés d'une surveillance rigoureuse?

Les préventions contre la colonie d'aliénés de Ghéel s'expliquent donc facilement. Moi-même, pourquoi ne pas l'avouer? je les ai partagées, jusqu'à un certain point, du moins. Voilà cependant bon nombre d'années que je vois des aliénés, que je vis au milieu d'eux, que je me mêle à tous les actes de leur existence, que j'étudie, que je cherche à pénétrer les motifs de leurs actions, que je prends part à leurs peines imaginaires, à leurs joies, à leurs espérances. J'ai voyagé plusieurs fois avec des aliénés. Il m'est arrivé d'entreprendre des excursions lointaines dans des contrées où toutes les ressources, toutes les facilités que l'on trouve dans les pays civilisés nous manquaient, mais qui offraient les plus puissantes distractions!....

Est-il vrai, ainsi que cela m'a été dit à Ghéel, que le gouvernement belge songe à supprimer la colonie, et que les malades seraient transférés dans un vaste hospice dont on projette la construction? La Belgique possède déjà plusieurs asiles dont quelques uns sont dirigés par des médecins d'une haute distinction.

Je suis loin, assurément, de contester l'utilité de pareils établissements. Ancien élève de la maison royale de Charenton et médecin de Bicêtre, l'un des hospices les plus remarquables et les mieux administrés de l'Europe, je suis à même, autant que qui que ce soit, d'apprécier tous les avantages que présentent les *asiles* consacrés au traitement des aliénés; mais cela ne doit altérer en rien l'indépendance de mes opinions, ni m'empêcher de voir et louer le bien partout où il se trouve, sous quelque forme qu'il se prséente.

C'est avec un vif regret que j'apprendrais que la colonie de Ghéel a cessé d'exister; non pas que je m'imagine que tout y soit pour le mieux, que toutes les exigences relatives à l'habitation, au traitement des malades, y soient satisfaites. Mais s'il s'y trouve des imperfections, des vices, il faut améliorer et non détruire.

Si je me prononce ainsi ouvertement en faveur de la colonie, si je tente quelques efforts pour la préserver d'une ruine que des critiques plus que sévères, des rapports défavorables, ont rendue imminente, je tiens à ce que l'on ne se méprenne pas sur ma pensée, sur la nature des convictions qui me font agir. Ghéel n'est, après tout, à mes yeux, que la réalisation imparfaite d'une *idée théorique* pour laquelle je réserve tout mon intérêt, toute mon admiration.

Chez la plupart des aliénés, la folie n'implique pas, comme on le croit généralement, un désordre complet, absolu, des facultés morales. Un *fou*, c'est souvent, à beaucoup d'égards, un homme très raisonnable. En dissidence avec la majorité sur quelques points, il reste d'accord avec elle sur tous les autres. Il n'est pas toujours vrai de dire d'un fou, d'une manière absolue, du moins, qu'il n'a pas le *sens commun*. De graves désordres peuvent atteindre ses facultés affectives, mais il ne faut pas se méprendre sur la nature de ces désordres. Les affections sont *perverties*, parce que les idées, les convictions d'où elles tirent leur origine, le sont elles-mêmes : elles ne sont pas détruites. La sensibilité morale, bien que viciée dans son origine, conserve souvent toute son énergie. Par elle, on peut agir puissamment sur facultés de l'intellect, et les redresser, ce que l'on ne saurait faire par le raisonnement : car vous pouvez inspirer de la joie à un aliéné, gagner son affection à force de soins et de sollicitude, éveiller en lui les sentiments d'une vive reconnaissance; dois-je ajouter que vous pouvez le frapper de crainte, de terreur? Il est si rarement utile de mettre en jeu ces tristes passions pour le guérir! Vous devez désespérer de le *convaincre*, de lui faire comprendre que deux et deux font quatre, s'il a la conviction que cela n'est pas. Car sa logique à lui, dans le cercle de ses idées fixes, du moins, de ses conceptions délirantes, découle des faits psychologiques tombés accidentellement dans son âme, et qui vous sont étrangers. Plus d'une corde sensible peut encore vibrer en lui. De douces émotions, des impressions enfin, qui ne manquent pas d'analogie avec ce que les gens raisonnables appellent *bonheur*, peuvent arriver jusqu'à lui, et faire diversion à ses peines imaginaires.

Ces vérités psychologiques, qui, je n'en doute pas, quelque étranges qu'elles paraissent, seront parfaitement comprises des médecins d'aliénés, n'êtes-vous pas d'avis, mon cher collègue, qu'il serait bon d'en tenir compte, lorsque, dans le but de lui rendre la santé, on soumet l'aliéné à un genre de vie particulier? Sans parler de l'heureuse influence que cela pourrait avoir sur le traitement proprement dit, combien son existence ne serait-elle pas moins malheureuse, qu'il soit destiné ou non à recouvrer la raison! Pour l'homme physique, la mort, c'est l'extinc tion de toute motilité ; pour l'homme moral, ce serait un isolement absolu.

Dans une *colonie*, comme à Ghéel, les fous ne sont pas seulement *élevés à la dignité de malades*, selon la belle expression d'Esquirol, ils n'ont pas perdu tout-à-fait leur dignité d'*êtres raisonnables ;* car ils n'ont point rompu entièrement avec la société, à laquelle ils restent liés par tous les points de leur intelligence que le mal a respectés. Ils trouvent encore dans cette société des jouissances de plus d'une sorte. Ils ont assez de liberté pour ne pas se sentir sous le poids des verrous. Leur horizon n'est pas borné par des murs infranchissables. Ils vivent au milieu d'hommes raisonnables, prennent part à leurs travaux, partagent leurs distractions. Rien ne leur rappelle la triste dégradation qui pèse sur leurs facultés morales, et qui, partout ailleurs, les eût fait mettre au ban de la société.

Il y a quarante ans à peine que Pinel signalait avec une sainte indignation les préventions injustes qui s'attachaient aux aliénés, les mauvais traitements dont ils étaient victimes, leur abandon, leurs souffrances. A une époque bien plus rapprochée de nous, Esquirol visitait tous les établissements d'aliénés de France, d'Allemagne, etc. « Presque partout il trouve des aliénés victimes des préjugés, de l'injustice et de l'ingratitude de leurs concitoyens..... Je les ai vus, dit-il, nus, couverts de haillons, n'ayant que la paille pour se garantir de la froide humidité du pavé sur lequel ils sont étendus. Je les ai vus grossièrement nourris, privés d'air pour respirer, d'eau pour étancher leur soif, et des choses nécessaires à la vie. Je les ai vus livrés à de véritables geôliers, abandonnés à leur brutale surveillance. Je les ai vus dans des réduits étroits, sales, infects, sans air, sans lumière, enchaînés dans des antres où l'on craindrait de renfermer les bêtes féroces que le luxe des gouvernements entretient à grands frais dans les capitales. Voilà ce que j'ai vu presque partout en France ; voilà comment sont traités les aliénés presque partout en Europe! » Reil, J. Frank, Max. André, disent la même chose des aliénés et des établissements qui leur sont consacrés en Allemagne; Chieruggi, d'Acquin, de ceux d'Italie; sir Bennet, de ceux d'Angleterre.

A Ghéel, *depuis des siècles*, ces mêmes aliénés, traités partout ailleurs d'une manière si barbare, vivent presque libres, en famille avec les habitants d'un grand village, sous le patronage de la sainte à laquelle ils sont venus demander leur guérison.

Il n'y a pas plus d'un demi-siècle que l'on a songé à améliorer la triste position des aliénés. L'attention s'est portée principalement sur leur habitation. On a discuté, et l'on discute encore, sur le meilleur mode de construction à donner aux asiles. Les plans, les systèmes varient à l'infini.

Depuis un temps immémorial, dans la *colonie* belge, les convictions religieuses ont donné au problème une solution qu'il est dans la nature même de tout autre établissement de laisser imparfaite, quelque effort que l'on fasse, quelque soin que l'on mette à éloigner de l'esprit des malades, par une distribution plus ou moins bien entendue des localités, toute idée de réclusion et d'emprisonnement.

DEUXIÈME LETTRE.

Ainsi que je vous l'ai dit dans une première lettre, mon cher camarade, j'étais arrivé à Ghéel avec toute sorte de préventions. On m'en avait dit tant de mal! Cependant l'idée de *colonie* me séduisait fort. C'est à cela peut-être que je dois attribuer la réaction qui s'opéra dans mon esprit. Serais-je allé trop loin? Me serais-je épris d'une *utopie?* Je veux vous en faire juge.

Deux mots d'abord sur le pays où est située notre colonie. Je dois commencer par là; car si j'avais à vous entretenir d'un hospice ou d'un *asile* quelconque, je ne me contenterais pas de vous dire le nombre des malades qu'il renferme, leur genre de maladie, etc.; je décrirais avec soin les *localités*, la disposition des dortoirs, des salles de réunion, des appartements isolés, les cours, préaux, jardins y annexés. Or tout cela à Ghéel est remplacé par un grand village, une vaste campagne, des plaines, des fermes réunies en hameaux ou isolées, etc.

Ghéel est située dans un vaste territoire de la Belgique, dont une partie appartient à la province d'Anvers, l'autre au Limbourg, une troisième au Brabant hollandais. Ce pays, qui, selon toute apparence, n'est autre que celui occupé jadis par les *Texandriens* dont parle César, est connu sous le nom de *Campine.*

On compte seize à dix-huit lieues de Bruxelles. Voici l'itinéraire. Le chemin de fer d'Anvers vous conduit en moins d'une demi-heure à *Duffel*, village sur la rive droite de la Nèthe, et dont on côtoie l'antique château de Ter-elst, flanqué de tourelles qui, par leur hauteur et leur exiguïté, rappellent assez bien les minarets d'une mosquée.

Puis vous traversez successivement *Lier*, au confluent de la grande et de la petite Nèthe; enfin *Hérinthals*, ancienne capitale de la Campine brabançonne.

Les plaines de la Campine sont incultes, couvertes de bruyères et de bouquets de bois de sapins. Cependant il faut excepter les environs des villes et des villages, où l'on retrouve ce luxe de culture que vous chercheriez vainement ailleurs qu'en Flandre. La Campine a été surnommée la *Sibérie* de la Belgique.

Ghéel est au centre, isolé, séparé de toute autre habitation par un espace de plusieurs lieues, enveloppé de landes, comme d'une enceinte naturelle, et qui aide merveilleusement ses habitants à surveiller les malades qui leur sont confiés. La nature semble avoir pourvu d'elle-même à la sûreté de la colonie; car on sent combien il est difficile de fuir à travers ces bruyères, qui doivent gêner, si elles n'entravent pas tout-à-fait la marche. Force est aux évadés de suivre la grande route, où ils sont facilement reconnus et arrêtés.

Quelle fut l'origine de la colonie de Ghéel? Quels motifs ont pu décider les habitants d'un village à recevoir chez eux, sous leur toit, au sein même de leur famille, des malheureux dont partout ailleurs on cherchait à se garantir en les reléguant dans des cachots où ils étaient enchaînés comme des bêtes féroces? Les traditions s'accordent généralement à faire remonter l'origine de la colonie au martyre d'une sainte encore aujourd'hui en grande vénération dans tout le pays. Vers la fin du VIe siècle, si l'on en croit la légende, la fille d'un roi d'Irlande se réfugia dans les environs de Ghéel, en compagnie d'un saint anachorète, par qui elle avait été convertie à la foi catholique. Elle voulait se soustraire aux persécutions de son père, qui en était devenu éperdument amoureux. Celui-ci, ayant découvert sa retraite, voulut la contraindre à renier sa foi et la faire consentir à devenir sa femme.

Dymphne (c'est le nom de la jeune fille) résiste avec courage, et son père furieux lui tranche la tête de sa propre main, ainsi qu'à son compagnon. Les témoins de cet acte de barbarie étaient nombreux. Parmi eux se trouvaient quelques insensés qui recouvrèrent tout-à-coup la raison, sans doute par l'impression que leur causa cet affreux spectacle. On cria : miracle! et Dymphne, vierge et martyre, fut déclarée *patronne des fous*. De toutes parts on amena des insensés dont on espérait obtenir la guérison par l'intercession de sainte Dymphne (1).

(1) « Longtemps après, dit Gazet (*Hist. ecclés. des Pays-Bas*, 1614), » le clergé avec le peuple qui auoyent apprins par traditions, que les » corps de ces deux martyrs auoyent esté jadis enseuelis en quelque lieu » circonvoisin, en feirent grande recherche, longue espace de temps, et » finalement les trouvèrent en deux cercueils de pierre plus blancs que » neige, combien qu'en ce pays là ne se trouvâst que pierres noires, par » où ils entendirent que c'estoit un œuvre faict par le ministère des » anges qui auoyent voulu signifier la chasteté et candeur de ces mar- » tyrs, lesquels sont honorez en l'église colligiale de Gèle au diocèse de » Bois-le-Duc le 15 de may. » Les pierres dont il est question ici sont renfermées dans une châsse que l'on voit dans l'église de Saint-Amans à Ghéel.

Pendant bien des siècles, il n'y eut pas d'autre médecin dans la colonie. Je n'en suis pas moins convaincu que des guérisons s'opéraient, et que les prières des familles étaient quelquefois exaucées. Dans ces temps de foi ardente, les pratiques religieuses étaient de nature à exercer sur l'esprit des aliénés une immense influence.

Le malade pour lequel on voulait implorer l'assistance de la sainte était placé dans une espèce d'infirmerie adossée à l'église de Saint-Amans. Cette infirmerie se compose de deux grandes pièces qui servent d'habitation à la famille préposée à la garde du malade. A chacune d'elles est attenant un cabinet avec fenêtre grillée, pouvant avoir de trois mètres à trois mètres et demi de longueur, sur deux et demi de largeur. Une couchette en chêne très solide, à laquelle sont fixés, de chaque côté, des anneaux de fer et des courroies propres à maintenir l'aliéné (en cas de manie avec fureur) compose tout le mobilier. On disait une neuvaine; et, chaque jour, le malade, précédé du clergé, et au milieu d'une foule d'assistants qui chantaient les louanges de Dymphne, faisait trois fois le tour de l'église. A chaque fois, une station était faite au tombeau de la sainte, placé au chevet de l'église, sous une espèce de portique de forme gothique. Quatre colonnes l'élèvent à environ quatre pieds du sol; l'aliéné se traînait dessous à genoux; on l'exorcisait, puis il était reconduit à l'infirmerie.

Aujourd'hui, il est rare que l'on ait recours à sainte Dymphne pour obtenir la guérison d'un insensé. Cela n'arrive que d'après le vœu formellement exprimé par sa famille. Doit-on regretter que l'indifférence de notre époque *en matière de religion* ait fait perdre à ce moyen de traitement à peu près toute son efficacité? Je ne le pense pas; car après tout, si les idées religieuses aidaient à guérir la folie, il ne faut pas oublier non plus qu'elles en étaient aussi la source la plus féconde. Nul doute que l'exorcisme n'ait guéri beaucoup de démonomaniaques; mais ces idées fixes de possession du démon, de damnation éternelle, ces effrayantes hallucinations, ces apparitions de toutes les puissances de l'enfer, d'où provenaient-elles, si ce n'est d'un ascétisme outré, d'une dévotion exagérée? Je ne prétends pas, pour cela, qu'il ne faille jamais faire intervenir la religion dans le traitement des aliénés, ni demander aux croyances religieuses ces secours qu'elles seules peuvent accorder. Je crains l'excès; j'ai peur qu'outrepassant le but que l'on voudrait atteindre, on ne dépose dans l'esprit des malades le germe d'une affection que la civilisation tend à faire disparaître de plus en plus.

TROISIÈME LETTRE.

La réputation de Ghéel date de plusieurs siècles. Les miracles opérés en faveur des aliénés, par l'intercession de sainte Dymphne, y attirèrent des malades de tous les pays circonvoisins. Cependant la colonie n'a été bien connue qu'à dater du dix-huitième siècle, époque à laquelle elle fut visitée par des savants étrangers. Parmi eux on distingue l'élève et le digne successeur de Pinel, Etienne Esquirol.

Vous savez, mon cher camarade, toute l'importance que notre maître attachait à la construction, ou mieux, à l'organisation architecturale des *asiles* publics ou privés. Une maison d'aliéné était à ses yeux « un instrument de guérison; c'était, entre les mains d'un médecin habile, l'agent thérapeutique le plus puissant. » Que de documents il avait réunis, par lui-même ou par ses élèves, sur les établissements de France, d'Angleterre, d'Allemagne, d'Italie, d'Amérique, et même des contrées orientales! Ces manuscrits précieux, qu'une mort prématurée l'a empêché de mettre en ordre, doivent se trouver actuellement entre les mains de son digne neveu, M. le docteur Mitivié. Les principes qu'il a posés dans son *Traité des maladies mentales* ont reçu la sanction générale. Ces principes, je ne puis me défendre de l'idée qu'il les avait puisés, en partie, dans la colonie Ghéeloise. Un asile doit, autant que possible, par la disposition de ses localités, par son organisation intérieure, rappeler les habitations ordinaires. Tout ce qui sent la contrainte, la défiance, tout ce qui peut inspirer aux malades la pensée qu'ils sont séquestrés à jamais de la société, doit disparaître. Le classement des malades suivant la nature du délire est une des conditions les plus importantes du traitement. De là la nécessité de divisions nombreuses, qui permettent d'éviter toute confusion. La colonie de Ghéel n'est que la réalisation de ces principes, base essentielle de tout traitement. Et là, comme toujours, le fait a précédé la théorie ; le hasard a devancé les découvertes de la science.

En 1803, M. de Pontécoulant, alors préfet de la Dyle, frappé sans doute des immenses avantages qu'offrait la colonie au placement des aliénés, « crut remplir, ainsi qu'il s'exprime lui-même, à la fois un devoir de l'humanité et une obligation de sa place, en adoptant, à l'égard de ces infortunés, un refuge *recommandé par le succès d'une longue expérience.* » En conséquence, il fit admettre à Ghéel tous les aliénés qui se trouvaient disséminés dans les hospices de Bruxelles. L'exemple ne tarda pas à être suivi par Malines, Lier, Tirlemont, Louvain, et autres villes de second ordre. Lorsque la Belgique fut réunie à la Hollande en 1815, les provinces septentrionales, les deux Flandres envoyèrent à Ghéel un nombre considérable d'aliénés. En dernier lieu, Namur, le Hainaut, Liége, le Luxembourg, prirent des arrangements avec la municipalité de Ghéel pour l'admission de nouveaux malades.

Il semble qu'alors que la colonie prenait un développement aussi rapide, on aurait dû songer à son organisation intérieure, à régulariser du moins ce mouvement considérable d'individus. Malheureusement il n'en fut pas ainsi. Ghéel n'était qu'un lieu de dépôt, une sorte de Botany-Bay, dans lequel la Belgique reléguait les aliénés qui, après avoir subi un traitement de quelques semaines dans un hospice quelconque, étaient réputés incurables. Ils y étaient oubliés, et il n'en sortait guère que ceux des malades qui, rendus à la santé, et mus par la conscience de leur guérison, rentraient d'eux-mêmes dans la société.

« Il est bien vrai, ainsi que s'exprime l'échevin E. Verbist, dans un rapport fait au conseil communal de Ghéel, le 19 novembre 1838, que, de tout temps, cet état de choses a éveillé la sollicitude des magistrats de la commune ; mais la plupart des ordonnances de police et des règlements étaient surannés et tombés en désuétude..... » De graves abus s'étaient introduits. La direction de plus de 700 aliénés était, pour ainsi dire, livrée au hasard. Même négligence sous le rapport administratif et médical : des aliénés étaient placés dans la commune, et en sortaient guéris, sans que l'autorité en eût connaissance. Tous n'étaient pas munis de l'autorisation nécessaire. Nuls renseignements n'étaient donnés par la famille sur le malade. Le traitement, lors même qu'on eût voulu sérieusement s'en occuper, était impossible. La colonie était un vaste champ d'observations inculte et stérile pour la science.

De pareils abus ne pouvaient manquer d'encourir le blâme des étrangers qui visitèrent la colonie, et provoquèrent même de la part de quelques médecins belges des rapports extrêmement défavorables, qui furent insérés dans les feuilles publiques, et qui, en attirant sur l'institution une déconsidération méritée, compromettent aujourd'hui jusqu'à son existence. Une réforme sérieuse, radicale, était donc devenue indispensable.

En conséquence, le conseil communal de Ghéel adopta, en 1838, un règlement organique d'administration de police et de surveillance, avec les bases d'une direction médicale.

En vous exposant, mon cher confrère, l'état actuel de la colonie, je vous mettrai à même de juger jusqu'à quel point ce règlement obvie aux nombreux inconvénients que l'on pourrait croire inhérents à la nature même de l'établissement dont il s'agit.

C'est un problème difficile à résoudre que l'organisation d'un établissement d'aliénés, sous le rapport architectural, administratif et médical. Pinel, Esquirol, MM. Ferrus, Falret, etc., en ont fait l'objet d'études approfondies; et pourtant, malgré tout ce qui a été écrit sur ce sujet, peut-on dire que le dernier mot ait été donné? Comment vaincre les difficultés sans nombre que suscitent la variété du délire, la spécialité du traitement réclamé par chaque malade, les différences psychiques, fondamentales, essentielles, qu'il faut reconnaître chez les aliénés, bien qu'on les ait groupés d'une manière presque toujours arbitraire, suivant des idées théoriques que les faits bien observés sanctionnent rarement?

Vous aurez beau établir des divisions et des subdivisions; elles seront toujours incomplètes, dès que le nombre des malades s'élèvera à un certain chiffre, ainsi que cela a nécessairement lieu dans les établissements publics. Ne nous arrêtons pas à ce qui est; songeons encore à ce qui pourrait être, surtout si cela doit être mieux. Or peut-on dire que le classement des malades, tel qu'il est généralement adopté, soit ce qu'il peut, ce qu'il doit être; qu'il satisfasse à tous les besoins; qu'il place tous les aliénés, indistinctement, dans les meilleures conditions possibles de traitement, dans les conditions qui conviennent à *chacun* d'eux en particulier? Quand une fois on a séparé par quelques toises de terrain, ou tout simplement par un mur mitoyen, les aliénés agités et furieux des aliénés paisibles; quand on a enfermé dans un bâtiment isolé un certain nombre de suicides ou d'homicides, relégué dans une ou plusieurs salles les aliénés épileptiques, dans une autre les paralytiques et les gâteux, etc., on a fait beaucoup assurément; je dirai plus, on a fait tout ce que l'on pouvait faire. Mais, enfin, n'y a-t-il rien au-delà? Et si l'on pouvait encore isoler, séparer les uns des autres, classer *individuellement* ces mêmes malades, les furieux, les maniaques, les épileptiques aliénés et non aliénés, etc., etc., sans nuire toutefois à l'unité, à l'ensemble du service, sans s'écarter du principe qui admet l'isolement comme base essentielle de tout traitement, pensez-vous qu'alors toutes les exigences du traitement ne seraient pas encore mieux remplies, que les chances de guérison ne seraient pas infiniment plus nombreuses?

Quiconque a vécu quelque temps avec les aliénés connaît tous les inconvénients qui résultent de l'agglomération des malades, combien les rapports qu'on leur permet d'avoir entre eux sont quelquefois préjudiciables. La classe si nombreuse des monomaniaques, je veux dire des fous à *idées fixes*, est celle qui a le plus à souffrir de la libre communication. Prenant au sérieux tout ce qu'ils entendent dire ou voient faire, le délire des uns réagit sur celui des autres. L'excitation est réciproque. La fureur du maniaque s'exaspère, les craintes chimériques du lypémaniaque s'aggravent. — J'avais, il y a quelques mois, dans mon service, à Bicêtre, un maniaque avec des idées d'ambition et d'orgueil. Il recouvra la santé, et je le renvoyai dans sa famille. Peu de temps après, j'appris que ce malade parlait souvent d'un autre aliéné qui était placé dans la même salle que lui, et dont le délire avait beaucoup de ressemblance avec le sien. Il parlait de magnifiques promesses que ce dernier lui avait faites. C'était, disait-il, un homme prodigieusement riche et puissant, c'était un génie universel, etc. Il fallut bientôt le ramener à Bicêtre, où il est encore.

Les faits de ce genre sont nombreux. Il importe d'autant plus de les signaler, qu'ils paraissent avoir, jusqu'ici, fixé à peine l'attention des observateurs.

C'est souvent un bon guide que l'analogie; mais il trompe quelquefois. En thérapeutique générale, un traitement uniforme, ou à peu près uniforme, est applicable à tels groupes de maladies du cadre nosologique. Il n'en saurait être ainsi dans la thérapeutique des maladies mentales. Car, ici, les symptômes présentent, *pour chaque individu*, des différences si nettes, si tranchées, si radicales, qu'il est impossible d'adopter des vues générales de traitement. Cela est vrai surtout du traitement moral, qui doit varier comme les nuances mêmes du délire que vous avez à combattre. Cela l'est encore du traitement physique, qui doit se modifier en raison des causes de la maladie, de l'âge, de la constitution, de l'idiosyncrasie du sujet, et même d'après la nature, la forme, la couleur des idées du malade, de ses goûts, de ses instincts, signes moraux qui, à mes yeux, traduisent au-dehors autant de modifications cérébrales distinctes.

Contre ces modifications, qu'il n'est pas plus possible de confondre, qu'il ne l'est de confondre la raison et la folie entre elles, il faut savoir diriger, il serait plus exact de dire, il faut savoir chercher, trouver un mode particulier de traitement, une médication *spécifique*.

La conclusion à tirer de ce qui précède est celle-ci : si, pour les malades ordinaires, une salle commune, où l'air circule libre et pur, est suffisante ; pour des aliénés en traitement, la division des localités ne devrait être limitée que par le nombre des malades. C'est le seul moyen de remplir rigoureusement toutes les indications thérapeutiques fournies par la maladie. Ai-je besoin d'ajouter que je n'entends pas seulement par *localité*, les murailles, le matériel d'une habitation, mais encore le personnel, les individus attachés au service du malade ? Je ne demande point une loge, une cellule pour chaque malade ; l'idée, à coup sûr, ne serait pas neuve. C'est presque une maison de santé que je voudrais pour chacun d'eux. C'est, à quelques égards, le *système pénitentiaire* appliqué au traitement de l'aliénation mentale ; et j'ai la conviction qu'il en résulterait autant de bien pour les aliénés que pour cette autre espèce de malades auxquels la loi applique pour traitement une détention plus ou moins longue.

Je ne prétends pas assurément que l'on doive placer un aliéné dans un *isolement absolu*, ainsi que cela s'est pratiqué dans quelques prisons : ce serait le plus sûr moyen de le rendre incurable, en brisant violemment toute l'énergie de ses facultés. Oui, cet isolement doit être absolu par rapport aux autres aliénés; mais, en même temps, il faut mettre le plus possible le malade en rapport avec des individus dont la raison et les bons conseils ne peuvent que lui être utiles. Il faut ne lui laisser sous les yeux que de bons exemples, ne laisser arriver à ses oreilles que des paroles sensées, l'environner, si je puis m'exprimer ainsi, d'une atmosphère de sagesse et de raison dans laquelle sa folie sera mal à l'aise, et qui préparera la voie au traitement.

Vous m'accuserez peut-être, mon cher confrère, d'élever mes prétentions bien haut, de rêver l'impossible? Avant de vous répondre, examinons ensemble avec quelques détails l'organisation de notre colonie.

On ne compte pas moins de 9,000 habitants dans la commune de Ghéel, dont une bonne partie est disséminée dans des hameaux plus ou moins rapprochés du village central. Les insensés (hommes et femmes; le nombre en est à peu près égal) sont répartis sur tous les points de la commune. Tous les habitants de la commune, quels que soient leur profession, leur rang, peuvent en recevoir chez eux.

Le placement se fait de gré à gré avec les familles, ou bien par les hospices de Bruxelles, Malines, etc. La plupart des malades sont aux frais du gouvernement.

Il n'y a point de prix déterminé pour les pensions, qui s'élèvent en raison de la nourriture, du *confortable* que l'on exige pour le malade. Généralement elles ne dépassent guère 300 florins, et ne descendent guère au-dessous de 100.

Chaque insensé est placé sous la surveillance directe du nourricier (c'est ainsi que l'on nomme celui à qui un malade a été confié).

Le nourricier est tenu de fournir à son pensionnaire une nourriture saine et abondante, un logement propre et aéré, un bon lit, etc. (Articles 21 et 22 du règlement.)

Aucun aliéné ne peut être placé à Ghéel, sans qu'il soit muni d'une autorisation préalable de séquestration.

Les personnes atteintes de monomanie avec un penchant prononcé à l'homicide ou des dispositions incendiaires manifestes, ne sont pas reçues à Ghéel. (Article 4.)

On inscrit sur un registre matricule tous les insensés, à mesure de leur arrivée, avec tous les renseignements qu'on a pu recueillir sur leur compte. (Article 5.)

Dans un établissement comme celui dont nous nous occupons, la surveillance doit être active, incessante, prompte à châtier les délinquants, à encourager les bonnes actions. Il faut qu'elle puisse, à chaque heure de la journée, la nuit, avoir l'œil sur le malade et sur celui auquel il est confié. Sans doute, elle ne sera pas aussi facile dans une colonie que dans un asile; mais, confiée à un nombre suffisant d'individus, développée dans ses moyens d'action, elle parviendra sans peine à réprimer les abus, à protéger chaque membre de la colonie contre la négligence ou le mauvais vouloir de son hôte, non moins efficacement que dans les établissements où les aliénés sont livrés à des infirmiers. « Il n'y a point d'insensé à Ghéel qui n'ait ou une commission de surveillance ou un directeur particulier pour veiller sur lui. » La surveillance générale des aliénés appartient à l'administration locale. (Article 17.) Les hospices, villes, communes et les particuliers qui ont des insensés à placer à Ghéel, peuvent nommer des commissions de surveillance spéciales, ou déléguer à cet effet des particuliers à leurs choix et frais. Toutefois, les surveillants spéciaux sont sous le contrôle du collége des bourgmestres

BIBLIOTHÈQUE ROYALE I

et échevins. (Article 18.) Les divers membres des commissions de surveillance sont chargés de visiter fréquemment et à l'improviste les malades. L'entrée de chaque habitation leur est ouverte à toute heure; ils se font présenter le malade, visitent sa chambre, son lit, reçoivent ses plaintes; en un mot, prennent tous les renseignements qui peuvent l'intéresser, et les mettre sur la voie d'améliorer sa situation, s'il y a lieu. Les malades atteints d'épilepsie, les paralytiques. les gâteux, sont principalement l'objet de leur attention. — On retire immédiatement l'aliéné au nourricier, lorsque, par défaut de soins, il a laissé croupir celui-ci dans la malpropreté..., etc. (Art. 31.) Dans le cas où le nourricier ne s'empresserait pas d'opérer les améliorations indiquées par la commission, il perdrait également son malade, qui est placé plus convenablement. — Le nourricier qui aurait battu ou maltraité un insensé, à moins qu'il ne puisse prouver que c'était en légitime défense personnelle, est déclaré *infâme* et inapte à recevoir en pension des aliénés. (Article 29.)

Les aliénés partagent les travaux, les occupations journalières de la famille à laquelle ils ont été confiés. Quelques uns finissent par y contracter de telles habitudes, qu'ils y restent volontairement, après avoir recouvré leur bon sens. Au milieu d'une de mes excursions, je trouvai dans une des fermes de la commune, une femme d'une cinquantaine d'années, que je pris tout d'abord pour la maîtresse de la maison. C'était une pensionnaire, qui m'apprit qu'elle était dans la ferme depuis vingt et un ans. « J'étais bien malade, me dit-elle, quand je suis venue ici; je m'imaginais que tout le monde m'en voulait, que tout ce que je mangeais était empoisonné; je ne faisais que pleurer et gémir nuit et jour. Il y a, Dieu merci! plus de quinze ans que je n'ai plus en tête toutes ces sottises... — Mais alors si vous êtes guérie, pourquoi rester ici? — Que voulez-vous? je suis habituée à cette famille; j'ai vu naître ces deux grandes filles que vous voyez ; je les aime comme mes propres enfants ; je suis pauvre, sans famille ; qu'irais-je faire ailleurs ?... »

La plupart des insensés circulent et se promènent dans le village, et même aux environs, avec la même liberté presque que les autres habitants. Toutefois, d'après une disposition du règlement, ils ne peuvent sortir avant six heures du matin en été, et avant huit heures en hiver. Ils doivent rentrer à quatre heures du soir en hiver ; en été, à huit heures. Chaque nourricier doit veiller à cette prescription du règlement, sous peine d'amende. — Sont exceptées de cette disposition les personnes notoirement connues par leur folie innocente et leur conduite paisible ; mais, en aucun cas, elles ne peuvent circuler pendant la nuit. Les gardes de nuit sont chargés spécialement d'y veiller, et le nourricier en contravention paie une amende de quatre francs. — Ils ne peuvent aller à l'église qu'accompagnés d'une personne de la maison.

Sauf ces restrictions, les insensés jouissent véritablement de tous les avantages de la société, et, ainsi que s'exprime l'échevin Verbist dans son rapport, ils peuvent encore « être utiles à cette même société qui semblait devoir les repousser de son sein. En effet, la colonie rend des bras à l'agriculture, aux diverses industries, aux professions, en même temps que ces malheureux parias puisent dans le travail des distractions qui ne peuvent manquer de contribuer puissamment à leur rendre la santé. On trouve à Ghéel, non seulement des ouvriers de toute sorte, mais encore des professeurs de langue, de calcul, de dessin, d'écriture. Il existe une société d'harmonie qui fut fondée par un aliéné. » J'assistai un soir à la répétition d'un concert instrumental et vocal. Je fus frappé de la précision et de l'ensemble qui régnaient dans l'exécution. Deux dames de la ville (mesdemoiselles V***) y figuraient au premier rang pour la partie vocale. Plusieurs aliénés s'y trouvaient en compagnie de quelques autres habitants.

L'entrée des estaminets n'est point interdite aux aliénés ; et il n'est pas rare de les y rencontrer fumant tranquillement leur pipe, à côté de leur cruchon de bière, ou bien jouant aux cartes, au billard, ou à quelque autre jeu. Les abus ont été prévus, et tout cabaretier chez lequel un insensé se serait enivré serait passible d'une amende qui dépasserait de beaucoup le bénéfice que sa coupable complaisance lui aurait permis de faire.

Bien que j'aie quelque habitude des aliénés, puisque, à dater de 1827, j'ai vécu à peu près constamment au milieu d'eux ; bien que je n'aie pas oublié qu'à Charenton, chaque jour, trente ou quarante aliénés des deux sexes sont réunis dans une salle commune où des jeux variés, la musique, leur procurent d'agréables distractions ; cependant, j'avoue que j'étais étonné de les voir, à Ghéel, circuler librement dans la rue d'un grand village, dans la campagne, mêlés aux autres habitants. J'étais étonné surtout de la parfaite insouciance de ces derniers, des enfants eux-mêmes, dont l'attention n'est pas même éveillée par les extravagances de quelques aliénés. On ne trouve pas plus d'indifférence chez nos vieux infirmiers qui ont passé vingt-cinq ou trente ans dans nos hospices. A Ghéel, on naît, pour ainsi dire, garde-malade. C'est *traditionnellement*, par l'expérience de ses devanciers, que l'on apprend à connaître les besoins des aliénés. L'art si difficile de les gouverner, art qui ne s'apprend point dans les livres, mais seulement dans les asiles qui leur sont consacrés, cet art, les Ghéelois le possèdent, en quelque sorte, sans s'en douter, parce qu'il rentre dans les habitudes de leur vie. La grande liberté dont jouissent les aliénés à Ghéel ne saurait donc avoir beaucoup d'inconvénient, puisque, après tout, ils sont constamment surveillés par de nombreux gardiens, et des gardiens intelligents.

Vous n'ignorez pas, mon cher confrère, que, dans nos hospices, de hautes murailles, des gardiens placés à l'entrée de chacune des divisions, une surveillance sévère, ne suffisent pas toujours pour prévenir les évasions. Vous savez avec quelle persévérance presque tous les malades réclament leur liberté ; combien ils se tourmentent et s'agitent pour la recouvrer. D'après cela, il est naturel de croire qu'à Ghéel les évasions devraient être extrêmement fréquentes. Cependant elles ne sont, terme moyen, que de six ou huit par année, sur une population de plus de sept cents individus ! Ce chiffre est si minime qu'on le croirait inexact, si les relevés statistiques de plusieurs années n'en faisaient foi.

Pourtant, en réfléchissant bien au caractère des aliénés, il n'y a rien en cela qui doive beaucoup étonner. Les aliénés sont libres à Ghéel ; ils se voient libres presque à l'égal des habitants au milieu desquels ils vivent, dont ils partagent les travaux et les distractions. Quelque idée qu'ils se fassent des causes qui les ont amenés dans des lieux, dans un village qui leur sont étrangers, l'idée de prison, de détention arbitraire, ne leur vient pas aussi facilement que s'ils étaient enfermés dans les dortoirs ou les préaux d'un hospice, avec d'autres individus soumis au même régime, à un genre de vie uniforme. La privation de la liberté se laissant à peine sentir, ils ne songent point à s'emparer par force et d'autorité d'un bien qu'ils ont sous la main et à leur portée.

Au reste, ainsi que cela devait être, des précautions sont prises contre l'évasion. L'insensé chez lequel on a reconnu une idée fixe de s'enfuir, qui a déjà fait quelque tentative, ne reste pas, pour cela, constamment enfermé dans sa chambre. Les Ghéelois répugnent généralement à user de ce moyen. Ils préfèrent avoir recours à l'emploi d'une chaîne peu lourde, dont les anneaux sont garnis d'un cuir tendre, et qui permet encore au malade une certaine liberté dans la marche.

Sans contredit, il est bon d'éviter de mettre un aliéné sous les verrous. Rien de plus funeste à sa santé physique ; rien de plus propre à causer son incurabilité morale. Mais le moyen dont on se sert pour obvier à l'abus qu'il pourrait faire de sa liberté est certainement vicieux, et doit être réformé. Je m'étonne de le trouver encore en usage à Ghéel, où, bien plus que partout ailleurs, on devrait sentir tout ce que des fers ont de répugnant, d'humiliant pour de pauvres malades, qui se trouvent ainsi assimilés à des malfaiteurs. Sans doute, je n'hésite pas à le dire, s'il fallait opter entre une séquestration absolue et les fers, il faudrait choisir les fers; mais il n'en est heureusement pas ainsi. Ne pourrait-on, par exemple, faire porter aux malades que l'on soupçonne de vouloir s'évader, quelque signe propre à appeler sur eux l'attention, et qui les rendrait l'objet d'une surveillance particulière? Et si ce moyen paraît insuffisant, pourquoi l'administration n'exigerait-elle pas que ces malades ne sortissent de leur habitation qu'à des heures fixes de la journée, et toujours en compagnie d'un gardien qui surveillerait leurs pas et démarches?

Dans le cas d'évasion, le nourricier ou le surveillant doit en donner connaissance à l'autorité locale, afin que les agents de la force publique en soient informés, et qu'ils se mettent à sa poursuite.

Les aliénés qui montrent du penchant au suicide ne jouissent pas de la même liberté que les autres malades. Comme les épileptiques, que leurs attaques exposent à des chutes dangereuses, ils sont l'objet d'une surveillance toute particulière. Il y a des peines portées contre le nourricier chez lequel il arriverait un malheur.

Au reste, des relevés statistiques prouvent que les suicides sont rares dans la colonie, soit à cause de la surveillance dont on entoure les malades, soit plutôt parce que la situation où ils se trouvent, leur genre de vie, leurs continuelles occupations, ne permettent pas à ce genre d'idées fixes d'arriver à un haut degré d'intensité. On conçoit, en effet, qu'une vie douce, de bons procédés, des soins bienveillants, et surtout ce bien précieux la liberté, aussi cher à la plupart des aliénés qu'aux gens raisonnables, émoussent facilement ces fatales idées de mort que font naître ou que du moins exaspèrent les mauvais traitements, une surveillance *indiscrète*, mal entendue, irritante, l'ennui de la captivité. De plus, on n'a point à craindre à Ghéel cette contagion morale, cette épidémie de suicide *par imitation*, que l'on observe trop souvent dans les grands rassemblements d'aliénés. La nouvelle d'un suicide ne franchit pas le seuil de la maison où il s'est effectué.

Il y a eu, dans la colonie, un suicide en 1840, un autre en 1841.

L'article 24 du règlement veut que les aliénés furieux et dangereux, les fous obscènes et d'un mauvais exemple pour les mœurs publiques, soient placés de préférence dans les endroits écartés. Au reste, les aliénés de cette sorte sont rares dans la colonie. On en trouve la raison dans la liberté dont ils jouissent encore, malgré leur état d'excitation, et que permet de leur accorder la nature des lieux écartés qu'ils occupent. Depuis que l'on s'occupe sérieusement des aliénés, on sait que le meilleur moyen de calmer l'agitation, la fureur d'un maniaque, c'est de lui laisser le plus de liberté d'action possible. Cette agitation, cette fureur s'accroît inévitablement en raison des efforts que l'on fait pour la réprimer. Autrefois, on ne savait opposer que la violence, de véritables tortures aux cris, aux actes désordonnés d'un maniaque. Après s'être élevée aussi haut que les forces physiques pouvaient le permettre, l'agitation ne tombait que pour faire place à une incurable démence.

Lorsque la manie prend un caractère décidé de violence, dit l'art. 26 du règlement, on peut employer envers lui des moyens de contrainte, tels que la réclusion, la camisole de force, et *même les chaînes*. — Dans ce cas, le surveillant spécial fait son rapport à l'administration, qui, après avoir pris avis du médecin, et après avoir fait constater qu'il ne pouvait en résulter d'inconvénients pour la santé physique du malade, autorise le nourricier à user de l'un des moyens de répression ci-dessus indiqués. (Art. 27.)

La disposition contenue dans l'article 27 est empreinte d'une sage prévoyance, et met, autant que possible, le malade à l'abri de l'abus que l'on pourrait faire de l'emploi de la force à son égard. Il est malheureusement indispensable d'avoir recours à une répression prompte, énergique; mais il faut le faire avec discernement et réserve. Cette réserve, il est à craindre de ne pas la rencontrer toujours chez les personnes chargées du soin immédiat des malades, par conséquent exposées à leurs emportements, à leurs colères insensées. Une réaction brutale est facile de la part de gens auxquels l'éducation n'a pas appris à être maîtres d'eux-mêmes. Il importe donc que des personnes placées loin du malade et à l'abri de ses extravagances dangereuses, irritantes, des personnes désintéressées dans la question, soient appelées à décider en dernier ressort, s'il y a lieu ou non, d'user de moyen de coërcition.

Nous regrettons de retrouver dans l'article 26 l'emploi d'un moyen de répression que nous voudrions voir à jamais proscrit. La camisole de force est certainement suffisante dans tous les cas, quelles que soient l'agitation, la fureur de l'aliéné. Nous n'en connaissons pas d'autre, depuis bien des années, dans nos hospices. Il est vrai que l'usage en est plus dispendieux que celui des fers : les malades parviennent souvent à mettre en pièces les camisoles les plus solides. Mais alors que l'on élève le prix de la pension pour ces malades, qu'une indemnité soit allouée au nourricier..... En un mot, quoi que l'on fasse, nul motif au monde ne me semble devoir faire tolérer l'usage des chaînes, pas même la raison d'économie qui faisait dire au docteur Monro, interrogé devant la Chambre des communes s'il convenait d'enchaîner les fous, « que les *gentleman* ne devraient point être enchaînés; mais que les chaînes étaient nécessaires pour les *pauvres* et dans les établissements publics. »

QUATRIÈME LETTRE.

Maintenant, mon cher confrère, nous avons à examiner ensemble une question d'un haut intérêt, celle du traitement. Cette question, nous l'avons déjà abordée, en exposant avec quelques détails l'organisation intime de la colonie, la situation des malades, les habitudes, le régime de vie auxquels ils devaient se soumettre par le seul fait de leur résidence à Ghéel.

En effet, la thérapeutique des maladies mentales, qui, sous un rapport, se confond nécessairement avec celle de toutes les autres maladies, exige, de plus, comme condition essentielle de succès, la réunion de circonstances hygiéniques auxquelles la colonie se prête admirablement, et dont la science a constaté la nécessité.

Et d'abord l'*isolement!* N'est-ce pas par là que doit commencer tout traitement des maladies mentales? N'est-ce pas là le régime auquel tout aliéné doit être préalablement soumis?

Mais l'isolement est-il donc impossible? ne saurait-il se comprendre sans une agrégation d'habitations séparées, il est vrai, plus ou moins complétement les unes des autres, mais toutes entourées d'un mur commun? Faut-il donc absolument *enfermer* les aliénés pour les *isoler?* Ces deux mots sont loin d'être synonymes dans leur sens grammatical; ils le sont encore moins dans l'acception scientifique. Isoler un aliéné, c'est briser complétement les habitudes au milieu desquelles sa folie a pris naissance; c'est l'éloigner des localités, des choses, des personnes qui ne sont pas tout-à-fait étrangères au trouble de son intelligence; c'est rompre violemment l'association ordinarie de ses idées, leur imprimer une direction inaccoutumée; c'est changer la tendance vicieuse de ses affections; c'est, en un mot, lui créer une existence morale toute nouvelle. Ce sont là les conditions de l'isolement; il ne saurait y en avoir d'autres. A Ghéel, toutes ces conditions sont fidèlement remplies. Les lieux qu'habite le malade, les individus avec lesquels il a des rapports journaliers, les travaux, les distractions, tout est nouveau pour lui. Il n'est point séparé de toute société, et il ne peut manquer de trouver, dans celle dont il est devenu membre, des impressions capables de faire la plus heureuse diversion à ses idées délirantes.

A Ghéel, tous les aliénés, hommes et femmes, à moins d'en être empêchés par quelque affection physique, doivent se livrer à des occupations manuelles. On les emploie de préférence aux travaux de la campagne. Ces travaux conviennent essentiellement aux aliénés, parce qu'ils exercent uniformément les puissances musculaires, exigent peu d'attention, aucun effort intellectuel, et, enfin, s'exécutent au grand air, au milieu des champs. Pinel voulait pour les aliénés « des exercices de corps variés, une habitation spacieuse et plantée d'arbres, toutes les jouissances et le calme des mœurs champêtres. » Il allait même jusqu'à prescrire « d'adjoindre à tout asile d'aliénés un vaste enclos, ou plutôt de le *convertir en une sorte de ferme*. » Dans l'hospice de Bicêtre, je suis à même, chaque jour, de constater l'heureuse influence que les travaux des champs exercent sur la santé de nos malades. En créant la *ferme Sainte-Anne*, où plus de soixante malades se livrent journellement à divers travaux, tels que la culture des champs, le blanchiment des toiles, etc., M. Ferrus a rendu à l'humanité et à la science un véritable service. Il serait à souhaiter, et, pour mon compte particulier, j'en fais le vœu bien sincère, que tous les asiles suivissent l'exemple de Bicêtre!

Les travaux auxquels se livrent les aliénés à Ghéel, l'habitude d'une nourriture simple et frugale, comme celle des paysans flamands, l'air pur et salubre de la contrée, contribuent à leur bien-être physique. Il est impossible de n'être pas frappé de l'air bien portant, de l'embonpoint de ceux que l'on rencontre dans les rues et dans la campagne. En général, ils parviennent à un âge avancé. On en compte présentement, dans la colonie, un certain nombre de quatre-vingts à quatre-vingt-dix ans. En 1838, il y avait *deux centenaires*.

Quant au service médical proprement dit, nous devons reconnaître qu'il laisse beaucoup à désirer. Voici les principales bases de son organisation : la colonie se divise en quatre sections confiées à autant de médecins résidant dans le village, où ils se livrent d'ailleurs à la pratique ordinaire. Leur rétribution annuelle est de 100 florins (200 francs). Avec d'aussi minces honoraires, il est difficile d'attendre d'eux qu'ils donnent aux insensés tous les soins nécessaires, et qu'ils leur sacrifient les intérêts d'une clientèle qui ne peut manquer de leur être bien autrement productive. Pour être convenables, et en comptant sur trois ou quatre visites par semaine aux aliénés, leurs honoraires ne devraient pas être de moins de 1000 à 1200 fr. par année.

Les malades sont inscrits, à fur et à mesure qu'ils arrivent, sur un registre-matricule ouvert au secrétariat de la mairie. Après un examen détaillé des causes qui ont produit la maladie, de sa durée, du traitement déjà fait, en un mot de tout ce qui intéresse le nouveau pensionnaire, un médecin doit établir l'état de curabilité ou d'incurabilité, classer le malade en conséquence, et le placer de la manière la plus conforme aux intérêts du traitement, au genre de délire, à la nature des idées dominantes, etc. Au reste, l'article 3 du règlement a rendu la tâche du médecin facile, en exigeant qu'il soit remis à la famille ou à l'administration de l'hospice d'où sort l'aliéné une feuille imprimée, signée du bourgmestre, sur laquelle sont inscrites toutes les demandes propres à éclairer l'administration et le médecin, avec injonction d'y répondre.

Les renseignements obtenus relativement au malade sont consignés dans le registre-matricule, qui doit également contenir les détails nécessaires sur la marche de la maladie depuis l'arrivée du colon, le chiffre des guérisons, des départs, des évasions, des décès, etc.

Ce registre est un véritable cahier d'observations, dont, à la fin de chaque année, il est fait un dépouillement statistique, qui est, pour l'administration de la colonie et pour la science surtout, une source de documents précieux.

A la fin de chaque année, il est fait un rapport général, médical et administratif sur l'état de la colonie.

Le mode de traitement suivi à Ghéel est, à quelques différences près, le même dans les quatre sections. C'est celui que nous ont transmis Pinel et Esquirol, et qui est en usage dans tous les établissements d'aliénés d'Europe. C'est un pur éclectisme médical, tendant à combattre les désordres fonctionnels qui précèdent ou accompagnent les troubles de l'intelligence. Les bains généraux et partiels, les saignées générales et locales, les purgatifs, les exutoires, etc., forment la base de cette médication. On a recours également et très fréquemment aux affusions d'eau froide. La *douche* proprement dite, c'est-à-dire ce moyen thérapeutique redoutable qui consiste à frapper violemment le crâne d'une colonne d'eau de plusieurs centimètres d'épaisseur, n'est connu que de nom à Ghéel, où les appareils nécessaires manquent. Est-ce un mal? Ne doit-on pas accabler de réprobation un établissement d'aliénés par cela seul que l'usage de la douche y est inconnu? Sans les douches, qui comprendra que l'on puisse convenablement traiter des aliénés? *Folie, douches*, ces deux mots ne sont-ils pas inséparables? Le temps, les autorités les plus respectables n'ont-ils pas sanctionné la légitimité, la nécessité de ce moyen thérapeutique? Et si quelqu'un s'avisait de n'être pas de l'avis du temps et des autorités, de porter audacieusement la main sur cette arche sainte de la thérapeutique mentale, ne doit-il pas craindre d'être lui-même jugé digne d'être passé par l'énergique médication qu'il veut proscrire?

Cependant, en y réfléchissant bien, il y aurait, je crois, plus d'une bonne raison à donner en faveur de l'abolition de la douche. Qu'importe l'ancienneté de son origine, qu'importent le nombre et la juste réputation de ceux qui la soutiennent? Les chaînes dont on chargeait autrefois les membres des aliénés avaient aussi pour elles la tradition et les noms vénérés, chers à la science et à l'humanité. Alexandre de Tralles, Cœlius Aurelianus, Celse, Galien et tant d'autres en ont autorisé l'usage! Elles sont proscrites aujourd'hui. Pinel les a à jamais brisées. La douche est généralement employée, tantôt comme simple moyen thérapeutique, le plus souvent comme moyen de répression, ou enfin comme étant l'un et l'autre tout à la fois.

En tant que simple moyen thérapeutique, elle peut très bien être remplacée par les applications ou affusions d'eau froide, pratiquées avec une éponge, des linges trempés dans l'eau, une vessie remplie de glace, à l'aide d'un vase quelconque; car il s'agit ici uniquement de déterminer sur le cuir chevelu une impression de froid plus ou moins vive, plus ou moins durable; de répercuter, d'éteindre par cette impression l'inflammation dont on *admet* le développement dans le cerveau.

En tant que moyen de répression, je lui reproche d'être extrêmement douloureuse. Quoi qu'on en ait dit dans ces derniers temps, la douleur causée par la douche est des plus vives. Les cris, les plaintes furieuses, les lamentations des malades le témoignent assez. Je l'ai essayée plusieurs fois sur moi-même, et je l'ai trouvée extrêmement pénible, bien que l'*exécuteur* eût l'ordre exprès de me ménager. Il est des malades pour lesquels elle est insupportable, au point de leur donner des convulsions. Ces jours passés, un jeune malade de la première section s'agitait sous la douche avec une telle violence, que, se retournant brusquement dans sa baignoire, il se plaça de manière à être promptement étranglé, si l'on ne fût venu à son secours. Tous les auteurs ont signalé la fréquence des accidents de cette sorte, et recommandent d'y veiller. L'appareil seul de la douche, cette baignoire dont le couvercle vient, en glissant sur les rebords, étreindre le cou du malade dans une étroite ouverture, de la même manière que la petite planche qui ferme la *lunette* de l'instrument inventé par Guillotin, cet appareil seul est fait pour frapper de terreur. Cette répression est, d'ailleurs, insuffisante dans la plupart des cas. Elle échoue contre l'agitation, contre les violences du maniaque. Elle échoue contre les idées fixes, les convictions délirantes du monomaniaque. Elle exaspère le mélancolique, et peut le pousser au suicide. Elle donne l'orgueil de la persécution et du martyre au fou religieux, aux prophètes, aux rois, aux empereurs, aux fanatiques de toute espèce. Je ne dis pas qu'elle ne soit employée quelquefois avec succès, lorsqu'il s'agit, par exemple, de punir un malade de quelque infraction à la discipline, de le contraindre à faire quelque chose, etc. ; mais, en vérité, je ne saurais voir en cela aucune compensation réelle aux souffrances qu'elle fait endurer, aux dangers qu'entraîne souvent son administration.

Il n'est pas démontré non plus que ce moyen de répression ne puisse être avantageusement remplacé. Depuis qu'un service d'aliénés m'a été confié dans l'hospice de Bicêtre, j'ai été frappé bien souvent des graves inconvénients de la douche; j'en ai été extrêmement sobre, d'autant que j'obtenais par d'autres moyens le résultat qu'on se propose en l'administrant. Cependant, effet de l'habitude sans doute, je ne m'arrêtais point à l'idée qu'il fût possible de s'en passer complétement. Ma manière de voir, d'abord tout instinctive, a été flottante pendant longtemps; la réflexion et le temps l'ayant affermie, je supprimai tout-à-fait l'usage de la douche. J'avais trouvé, dans la diète absolue ou à peu près absolue, un excellent moyen d'obtenir des malades les plus récalcitrants tout ce que je voulais. Les termes de comparaison ne m'ont pas manqué, et plus d'un aliéné dont la ténacité d'idées et de volonté avait résisté à des douches *violentes* et *réitérées*, a été vaincu par une diète d'un ou deux jours. Je possède, à l'appui de ce que j'avance, des faits remarquables qui ont eu pour témoins et juges éclairés tous les membres du service médical de la première section des aliénés, à leur tête mon savant collègue et ami, M. le docteur Voisin, médecin en chef de la section.

On ne peut pas *doucher* un malade toute la journée. Quand le médecin, luttant, en quelque sorte, d'obstination avec son patient, n'a pas craint de le doucher plusieurs jours de suite, son courage ne tarde pas à lui faire défaut ; il faut qu'il s'arrête devant une torture inutile. On ne peut faire durer la douche plus de trois à cinq minutes. L'action répressive de la douche ne peut donc être que transitoire. Elle est telle, précisément, dans les cas les plus urgents ; quand on l'emploie, par exemple, contre les maniaques turbulents, furieux, chez lesquels, comme on le sait, l'extrême mobilité de tous les actes intellectuels est un caractère distinctif, et ne permet à aucune espèce d'impressions, même à celles d'une douleur forte, d'exercer sur la volonté une influence durable. A peine leur tête cesse-t-elle d'être menacée par le terrible appareil qu'ils reviennent à leurs extravagances et à leur agitation première.

Il n'en est pas ainsi de la diète. Son action est continue ; chaque minute, chaque heure qui s'écoule accroît son énergie, la rend de plus en plus pénible pour les malades, qui, en général, y sont extrêmement sensibles, vu leur excellent appétit. De plus, en diminuant les forces physiques, elle affaiblit graduellement l'énergie morale, et finit par faire plier la volonté la plus obstinée.

On peut trouver encore dans les opiacés (l'opium, le datura, la belladone, la jusquiame, l'aconit, etc.) un excellent moyen de calmer l'agitation habituelle des maniaques et les emportements passagers des monomaniaques. L'usage doit en être gradué de telle manière que, partant d'une dose très minime, un centigramme, par exemple, on puisse arriver à des doses très élevées, variables suivant la nature du délire du malade, sa constitution, ou mieux son idiosyncrasie. Le choix du médicament n'est pas non plus indifférent, attendu que tous les opiacés sont loin d'avoir sur l'économie, relativement surtout aux désordres de l'intelligence, une influence identique. J'ai présentement dans mon service trois malades, un maniaque et deux monomaniaques hallucinés, chez lesquels les opiacés m'ont parfaitement réussi. Le traitement le plus énergique par la douche avait complétement échoué. L'un d'eux, jeune homme de trente-huit ans, éprouvait depuis plusieurs années des paroxysmes de fureur concentrée, pendant lesquels il se jetait sur les malades ou infirmiers qui l'entouraient, et commettait toute sorte de violences. Il en voulait principalement aux femmes (aux femmes *bien mises* seulement; il regardait avec indifférence celles qui étaient couvertes de haillons). Un mois de traitement par le *datura*, sans rétablir sa santé morale, a empêché depuis trois mois le retour de ces accès de fureur. — Chez l'autre, vieillard de soixante-cinq ans, atteint également de monomanie chronique, et sujet à des emportements périodiques, à des accès de mélancolie qui le portaient à refuser toute nourriture pendant des semaines entières, le délire a été modifié plus heureusement encore que chez le malade précédent. — Le troisième est un maniaque peu agité, mais excessivement irritable, emporté, dangereux. Depuis quelque temps il est à l'usage de la belladone. Même résultat que pour les deux monomaniaques, avec cette différence toutefois que, le délire ne datant encore que de treize mois, j'ai lieu d'espérer que le malade finira par guérir.

D'après ce que je viens de dire, il me semble démontré qu'en supprimant la douche, on ne se priverait pas pour cela de tout moyen de réprimer les écarts des aliénés. La douche doit donc être proscrite, parce qu'elle est douloureuse, parce qu'elle équivaut à une véritable torture pour certains malades, parce qu'elle échoue dans la plupart des circonstances où on l'administre, je veux dire où on l'inflige, parce que, sous le double point de vue de thérapeutique et de répression, elle peut être remplacée avantageusement, et enfin, pour une dernière raison sur laquelle il importe d'appeler l'attention d'une manière spéciale.

La *folie* est l'expression d'une lésion du système nerveux, comme la dyspnée, les palpitations, le dévoiement, sont l'expression d'une affection des organes respiratoires, du cœur, des intestins. Sous le point de vue *philosophique*, comme sous le point de vue médical, elle est cela, et rien de plus. Cependant il faut bien reconnaître que les désordres de l'intelligence ont sur ceux des autres fonctions de l'économie un triste privilége, celui d'humilier profondément à leurs propres yeux, comme aux yeux d'autrui, ceux qui ont le malheur d'en être atteints. On conçoit, du reste, cette idée de dégradation, d'abaissement moral, ce sentiment de honte qu'emporte le trouble de nos plus belles facultés. On frémit à la seule pensée que l'on peut devenir *fou*, que l'on pourrait être atteint de cette horrible maladie qui, en vous faisant descendre au-dessous de la brute, vous rend un objet de compassion, sinon d'horreur et de dégoût, pour vos semblables.

Et, s'il en est ainsi, n'est-ce pas un devoir sacré d'humanité pour tout médecin d'aliénés d'adoucir autant qu'il est en son pouvoir, d'amoindrir ce sentiment si douloureux, qui est au fond de la conscience de tous les malheureux qu'une funeste hérédité, que des chagrins cuisants, que toute autre cause morale ou physique, ont privés de l'usage de la raison?

On n'a pas réfléchi encore que la douche aggrave infailliblement le sentiment dont nous parlons, le rend plus poignant, l'éternise chez le malheureux qu'elle a inutilement torturé. Je l'ai dit précédemment : *folie* et *douches* sont deux mots dont le second implique nécessairement le premier, comme le remède le mal. Le temps, le nom d'écrivains illustres, les ont, pour ainsi dire, scellés l'un à l'autre. De là vient l'excessive répugnance que les malades manifestent pour la douche, qui commence par blesser, heurter violemment leur amour-propre, avant de les faire souffrir physiquement. Ces *infâmes arrosements*, pour me servir de l'expression d'un de mes malades, sont comme une *marque* flétrissante, ineffaçable, qu'ils emportent avec eux en quittant les asiles. Rendus à la société, les malades ne se souviennent qu'avec terreur d'avoir été *douchés;* et ce souvenir pénible a souvent pour résultat de causer leur rechute, ou du moins d'y contribuer puissamment.

Vous excuserez, mon cher camarade, cette digression sur les douches. La question qu'elle soulève est d'une haute gravité; ce n'est pas incidemment et comme en passant qu'il faudrait la traiter. L'emploi des douches, comme la *réclusion* des aliénés, n'est-il pas devenu un article de foi en thérapeutique mentale? je m'imagine heureusement que, sur ce point, ainsi que sur tant d'autres, il suffit d'appeler l'attention pour que l'on sente la fausseté des principes que l'habitude et la routine nous ont, depuis longtemps, donnés pour règle.

Revenons à notre colonie. Je vous disais quel genre de médication y était généralement suivi. En voici le résultat, quant aux guérisons, pour l'année 1840. Sur un total de 678 malades, dont 353 hommes et 325 femmes, 40 malades (15 hommes et 25 femmes) ont été guéris.

Ce chiffre, si minime dans ses rapports avec la quantité numérique des colons, est énorme eu égard à la *qualité*, si je puis m'exprimer ainsi, de ces mêmes malades; car il ne faut pas oublier que, jusqu'à ce jour, à très peu d'exceptions près, si tant est qu'il y en ait, il n'a été envoyé à Ghéel que des aliénés qui, déjà, soit dans les hôpitaux, soit dans leur famille, avaient été soumis à un traitement plus ou moins prolongé, et, enfin, pour une cause quelconque, avaient été jugés au-dessus des ressources de l'art et déclarés *incurables*. Je n'ignore pas qu'en médecine mentale le pronostic est loin d'être infaillible; mais toujours est-il que lorsqu'une maladie dure depuis plusieurs mois, des années même, et que nul traitement n'est parvenu à la modifier, le pronostic est excessivement grave, s'il ne fait pas délaisser tout espoir. En outre, il ne faut pas perdre de vue que, parmi les colons de Ghéel, il se rencontre un nombre considérable de *paralytiques* (paralysie générale), d'épileptiques, d'idiots, d'imbéciles, dont l'état d'incurabilité absolue existe pour tous et en tous lieux.

Comme je vous l'ai dit précédemment, il n'y a guère plus de deux années que la colonie de Ghéel a reçu une certaine organisation. Nul doute qu'avec le temps (si ce temps lui est accordé, toutefois), cette organisation ne porte les fruits que l'on doit en attendre, surtout si l'on y introduit les améliorations dont l'expérience pourra faire sentir plus tard la nécessité. A ce sujet, deux mots sur le service médical dont je viens de vous entretenir.

Il faut approuver, sans doute, la mesure administrative qui confie à *quatre* médecins le service de la colonie. Ici, bien plus encore que dans aucun autre établissement, la division, le morcellement des services était de toute nécessité, une direction générale entre les mains d'un seul médecin insuffisante, disons le mot, impossible. C'est le résultat inévitable de la répartition de plus de sept cents malades sur une grande surface de terrain, de leur confinement dans un nombre considérable de familles, d'habitations distinctes. Sous ce rapport, du moins, n'êtes-vous pas d'avis, mon honorable collègue, que la colonie ghéeloise n'a rien à envier aux *asiles* les mieux famés, et même est beaucoup mieux partagée qu'aucun d'eux? A Ghéel, tous les médecins sont égaux, jouissent d'attributions égales, d'une égale indépendance dans l'exercice de leurs fonctions comme dans leurs opinions médicales. C'est là, assurément, la condition de succès la plus certaine : les chances de réussite se multiplient nécessairement en raison du nombre des ouvriers qui concourent à la même œuvre, vérité incontestable dans une science où nulle opinion, nulle théorie, nul système n'a droit d'exclure les autres. Je ne parle pas des soins, de l'attention, du temps qu'il est possible de consacrer à un petit nombre de malades et qui deviennent illusoires, au-dessus des forces humaines, quand le chiffre des malades vient à dépasser certaines limites.

L'utilité de la division des services à Ghéel ne saurait donc être contestée. Mais ces services divers, indépendants, et qui pourtant tendent au même but, ne serait-il pas bon de les *relier* tous à une autorité unique qui, sans nuire à leur indépendance respective, coordonnât leurs efforts, afin d'en exprimer, si je puis parler de la sorte, des résultats généraux ? Cette autorité, toute d'administration et de police médicale, que je voudrais voir établir, résiderait dans un *médecin inspecteur* qui, de temps à autre, chaque mois, chaque trimestre, se rendrait dans la colonie pour y entendre les comptes-rendus des divers chefs de service, indiquerait les améliorations à introduire, prendrait note des réclamations que chaque médecin jugerait à propos de faire dans l'intérêt du service général, etc.

CINQUIÈME LETTRE.

Si vous avez parcouru avec quelque attention, mon cher camarade, les détails renfermés dans mes précédentes lettres, n'êtes-vous pas étonné qu'une institution aussi remarquable que celle de la colonie belge, aussi éminemment utile, soit jusqu'ici demeurée dans une obscurité presque complète, en dépit de son ancienneté, de son étrangeté même, et bien que située à quatre-vingts lieues de Paris?

Le pourquoi est facile à expliquer. La renommée n'est pas en raison de l'importance, de l'utilité réelle des choses, mais bien de l'énergie, de la ténacité de volonté des individus qui courent après, et qui, en Belgique comme en France, trouvent dans la presse, par voie légitime ou illégitime, des moyens à peu près sûrs de l'atteindre. L'immense publicité donnée à toutes les inventions du charlatanisme moderne, l'accueil universel fait aux créations plus ou moins absurdes, plus ou moins niaises, des thaumaturges de l'époque, le prouvent surabondamment.

Les Ghéclois, gens simples, confinés dans un coin de la Belgique, sans relations commerciales bien importantes avec le reste du royaume, étrangers à toute question littéraire et scientifique, le sont également aux débats soulevés par les économistes et les philanthropes de nos jours. Leur unique but est de conserver leur tranquillité et de soigner leurs *innocents*, ainsi qu'ils les appellent. Une tradition de plusieurs siècles leur a appris à confondre leur existence avec celle de leurs malades, à rendre à ceux que l'incurabilité a frappés la vie aussi douce que possible, à les aider à attendre paisiblement au milieu d'eux le terme qui mettra fin à leur longue agonie. Heureux encore quand ils peuvent rendre à leur famille, *à la société* (comme on dit dans les *asiles*), ou à cette société qui ne sera pas toujours pour eux aussi bienveillante, aussi inoffensive que celle qu'ils quittent, ceux qui viennent à recouvrer la raison !

Que l'on pût faire *autrement* et *mieux* qu'eux, c'est à quoi ils n'ont jamais pensé, abandonnés qu'ils ont presque toujours été à leurs seules inspirations et à leurs seules ressources. Ils accomplissaient leur mission traditionnellement, héréditairement, presque à leur insu. Pour eux, *traiter* des insensés, c'était tout simplement vivre avec eux, partager avec eux leurs travaux, leurs distractions, autant du moins que le comportait l'état de leur moral; et, bien que ce genre de traitement soit, aux yeux de la science, le plus efficace de tous peut-être, il s'accomplissait trop naturellement, pour que ceux qui le mettaient en pratique songeassent à en informer le public, non plus qu'à lui apprendre qu'ils cultivaient leurs champs, élevaient leur famille, etc.

Il y a quelques années, cependant, les Ghéelois ont élevé la voix; les principaux d'entre eux se sont réunis, et ont adressé des notes au gouvernement. Mais leur manifestation a été provoquée par des accusations, par des dénonciations d'abus qui s'étaient introduits dans la colonie. Dès ce moment, amenée à un retour sur elle-même, la colonie s'est examinée attentivement : elle a porté un œil sévère sur les vices, les défectuosités qui s'étaient attachés à son tronc séculaire ; mais en même temps elle a eu conscience de ce qu'elle valait, du bien qu'elle faisait depuis des siècles, de celui qu'elle pouvait faire encore... L'organisation que nous venons de faire connaître a été la conséquence de cette réaction, organisation qui doit se perfectionner avec le temps, pour peu que le gouvernement lui vienne en aide.

Avant de clore ces détails sur la colonie d'aliénés de Ghéel, il resterait à examiner une question d'un bien grand intérêt. Serait-il possible de créer en France un ou plusieurs établissements de ce genre ? Je n'ai point à revenir sur leur utilité médicale ; elle ressort de tout ce que nous avons dit précédemment sur Ghéel, et il est évident que le système de colonisation réalise, et au-delà, les idées théoriques les plus hardies émises par les hommes célèbres dont le nom fait autorité en thérapeutique mentale. Sous le point de vue économique, les avantages de la colonisation ne sont pas moins incontestables. Ici, point de frais onéreux d'achats de terrain, de construction, d'administration, d'employés de toute sorte, etc., etc. Quelque village pauvre, peu favorisé sous le rapport de l'agriculture, isolé, perdu dans quelque contrée dont la topographie aurait plus ou moins de rapport avec celle de la Campine brabançonne, voilà l'asile. Une commission de surveillance, prise parmi les notables habitants qui accepteront avec joie et *sans rétribution* des fonctions dont l'exercice doit assurer la prospérité de leur commune, suffira à tous les besoins administratifs. Les frais à faire par le gouvernement sont réduits : 1° à la pension des aliénés indigents, pension dont le chiffre pourra, comme à Ghéel, rester très minime ; 2° aux honoraires des médecins de la colonie et du médecin inspecteur ; 3° aux honoraires de quelques employés subalternes, *sous-surveillants*, relevant immédiatement de la commission générale d'administration et de surveillance.

L'établissement d'une pareille colonie ne pourrait s'exécuter qu'à la longue et avec l'aide du temps. Son développement serait nécessairement lent et insensible; car il est évident qu'on ne saurait transporter à la fois une grande quantité d'aliénés dans un village quelconque. Il faut une certaine habitude, quelque expérience des aliénés, pour garder chez soi de semblables hôtes, en prendre soin, les diriger dans leurs travaux, exécuter les prescriptions du médecin, etc. Il faudrait donc procéder graduellement; n'envoyer d'abord à la colonie qu'un petit nombre d'aliénés, que l'on aurait choisis parmi les incurables dont la folie calme, innocente, dont les goûts de travail seraient propres à inspirer de la confiance aux habitants, à les rassurer contre les prétendus dangers de recevoir chez eux des aliénés. Il n'est pas douteux qu'en procédant de la sorte, on pourrait, avant peu d'années, placer dans le village un grand nombre de pensionnaires.

L'accroissement de la colonie belge a mis des siècles à s'accomplir, il est vrai; mais n'oublions pas que cette institution, comme toutes les choses vraiment utiles, d'une utilité pour ainsi dire nécessaire, est née d'elle-même en quelque sorte, s'est formée, s'est organisée d'elle-même. Avant 1813, nul n'était venu à son secours, nul ne la protégeait. La science ne lui vint point en aide pour la prémunir contre certains vices d'organisation, contre les usages répréhensibles qui ne pouvaient manquer de germer dans son sein. Et ces vices, parce qu'ils n'étaient point inhérents à sa nature, n'ont pu l'empêcher de se développer. En quelques années, le nombre des colons, de 150 s'est élevé à près de 800!.... Que serait-ce, si un semblable établissement recevait du gouvernement une protection efficace?

J. MOREAU (de Tours),
Médecin de l'hospice de Bicêtre.

BIBLIOTHÈQUE ROY

Paris. — Imprimerie de Bourgogne et Martinet, rue Jacob, 30.

BIBLIOTHEQUE NATIONALE DE FRANCE

www.ingramcontent.com/pod-product-compliance
Ingram Content Group UK Ltd.
Pitfield, Milton Keynes, MK11 3LW, UK
UKHW020218200726
13856UKWH00004B/1463